# BEI GRIN MACHT SICH IHR WISSEN BEZAHLT

# Festbeträge von Arzneimitteln, Zuzahlungen von Versicherten, Arzneimittel-Rabattverträge. Ökonomische Rahmenbedingungen im Gesundheitswesen

Stephanie Krüger

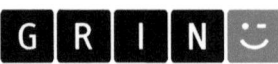

**Bibliografische Information der Deutschen Nationalbibliothek:**

Die Deutsche Nationalbibliothek verzeichnet diese Publikation in der Deutschen Nationalbibliografie; detaillierte bibliografische Daten sind im Internet über http://dnb.d-nb.de abrufbar.

ISBN: 9783346366719
Dieses Buch ist auch als E-Book erhältlich.

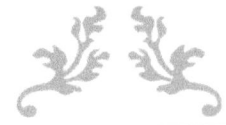

# Ökonomische Rahmenbedingungen des Gesundheitswesens

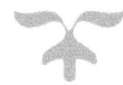

Hausarbeit
Alternative A

Abgegeben am: 29.11.2020
SRH Fernhochschule

Stephanie Krüger
Studiengang: Gesundheitsmanagement (B.A.)

# Inhaltsverzeichnis

## Abkürzungsverzeichnis

## Abbildungsverzeichnis

Arzneimittel sind für die Krankenbehandlung und eine medizinische Versorgung unentbehrlich, jedoch sind die Aufwendungen für Arzneimittel der drittgrößte Ausgabenposten in der gesetzlichen Krankenversicherung. Die finanzielle Belastung der Krankenkassen hat sich von der deutschen Wiedervereinigung an bis zum Jahr 2009 nahezu verdoppelt.[1] 2019 wurden in der gesetzlichen Krankenversicherung 41 Milliarden Euro für Arzneimittel ausgegeben, das entspricht 17,1 Prozent der Leistungsausgaben der GKV. Somit ist dieser Sektor der drittgrößte nach den Ausgaben für den stationären Bereich.[2]

Seit 2013 ist ein stetiger Anstieg der Arzneimittelkosten zu verzeichnen, weshalb der Gesetzgeber bestrebt ist, den Kostenanstieg für die GKV so zu begrenzen, dass die finanzielle Stabilität der GKV langfristig gewährleistet bleibt.[3] Im SGB V sind verschiedene Möglichkeiten zur Preisregulierung von Arzneimitteln vorgesehen, wie die Einführung von Festbeträgen, die Vereinbarung über Erstattungsbeträge für Arzneimittel und die Möglichkeit, Rabattverträge mit den pharmazeutischen Unternehmern abzuschließen. Mit diesen Instrumentarien zur Arzneimittelpreisregulierung soll erreicht werden, dass die Kosten der zu Lasten der GKV abgegebenen Arzneimittel gesenkt werden. Langfristig soll so ein funktionsfähiges und finanzierbares Gesundheitssystem sichergestellt werden.[4]

---

[1] Vgl. Kassenärztliche Bundesvereinigung (2020)

[2] Vgl. Verband der Ersatzkassen (2020)

[3] Vgl. Bundesministerium für Gesundheit (2020)

[4] Vgl. Tunder, R. (2020), S. 70

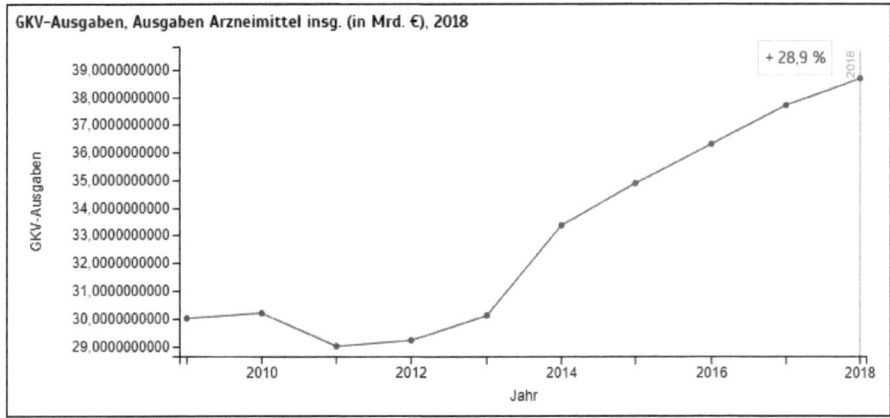

Abbildung 1: Arzneimittelausgaben der GKV

(Quelle: Verband der Ersatzkassen (2020))

Festbeträge bei Arzneimitteln

Der überwiegende Teil der medizinischen Versorgung erfolgt mittlerweile mit Festbetragsarzneimitteln. Festbeträge sind Höchstbeträge für die Erstattung von Arzneimittelpreisen durch die gesetzlichen Krankenkassen. Die Krankenkasse zahlt nur bis zum jeweiligen Festbetrag. Übersteigt der Arzneimittelpreis diesen Festbetrag, zahlen Versicherte entweder die Mehrkosten, oder bekommen ein anderes, therapeutisch gleichwertiges Arzneimittel ohne Aufzahlung.[5]

Der Gemeinsame Bundesausschuss bestimmt, für welche Gruppe von Arzneimitteln Festbeträge festgesetzt werden können, dabei werden drei Stufen unterschieden:

1. Arzneimittel mit demselben Wirkstoff
2. Arzneimittel mit pharmakologisch-therapeutisch vergleichbaren Wirkstoffen, insbesondere mit chemisch verwandten Stoffen
3. Arzneimittel mit therapeutisch vergleichbarer Wirkung, insbesondere Arzneimittelkombinationen

---

[5] Vgl. Thielscher, D. (2015) S. 400

Anschließend setzt der Spitzenverband Bund der Krankenkassen entsprechend der gesetzlichen Vorgaben für diese Gruppen einen Festbetrag fest.[6]

Auf dem deutschen Arzneimittelmarkt gibt es zahlreiche Arzneimittel in vergleichbarer Qualität und mit vergleichbarer Wirkung. Zum Teil existieren sogar Arzneimittel mit identischer Zusammensetzung, deren Preise aber je nach Hersteller stark variieren können. Aus Gründen der Wirtschaftlichkeit sollen gesetzliche Krankenversicherungen die Kostenübernahme teurer Arzneimittel vermeiden, wenn auf dem Markt preisgünstigere und qualitativ gleichwertige Präparate zur Verfügung stehen. Um die Versichertengemeinschaft vor solch überhöhten Arzneimittelpreisen zu schützen, gibt es seit 1989 die Arzneimittelfestbeträge.[7] Zudem wird mit der Festsetzung von Festbeträgen in der Regel erreicht, dass pharmazeutische Unternehmen ihre Preise auf den Festbetrag absenken.[8]

Diskussion zum Vorgehen und zur Zielsetzung

Mit den Festbeträgen konnte den teilweise überzogenen Preisvorstellungen der Pharmaindustrie dauerhaft und effizient entgegengewirkt werden, ohne das Versicherte Einbußen bei der Versorgungsqualität für Arzneimittel hinnehmen müssen. Durch diese Regelung werden Ärzte und Patienten motiviert, hochwertige, aber preisgünstige Arzneimittel zu wählen, während pharmazeutische Unternehmen ihre Preise an den Festbeträgen orientieren, damit ihre Medikamente in den Apotheken verkauft werden. Insgesamt konnten so jährlich rund 8,2 Milliarden Euro mit Arzneimittelfestbeträgen eingespart werden.[9]

Die Industrie allerdings mahnt eine Überarbeitung des Systems an, da Arzneimittel nicht ausreichend nach therapierelevanten Kriterien differenziert werden. Laut dem Bundesverband der Arzneimittel-Hersteller (BAH) bekommen aufwendig hergestellte Darreichungsformen den gleichen Preis wie günstigere, da sich die Höhe der Festbeträge im Wesentlichen an Wirkstoffmengen und Packungsgrößen orientiert.

---

[6] Vgl. Bundesinstitut für Arzneimittel und Medizinprodukte (2020)
[7] Vgl. Bundesministerium für Gesundheit (2014)
[8] Vgl. Kassenärztliche Bundesvereinigung (2020)
[9] Vgl. Deutsches Ärzteblatt (2019), Festbeträge bringen Milliardeneinsparung

Dies hat zur Folge, dass bestimmte Patientengruppen Arzneimittel nur noch gegen eine Mehrzahlung erhalten oder Arzneimittel ganz vom Markt verschwinden, da sie vom Hersteller nicht kostendeckend produziert werden können. Dementsprechend kann das System der Festbeträge laut dem BAH nicht als dauerhaft und effizient bezeichnet werden, stattdessen hält der Spitzenverband Bund der Krankenkassen (GKV-Spitzenverband) zu Lasten der Patienten daran fest.[10]

Der GKV-Spitzenverband dagegen äußert, auf eine für medizinisch notwendige Versorgung ausreichende verfügbare Zahl qualitativ hochwertiger Arzneimittel, für die Versicherte keine Aufzahlung leisten müssen, zu achten. Per Gesetz muss dies für mindestens 20 Prozent der Verordnungen und 20 Prozent der Arzneimittelpackungen einer Festbetragsgruppe gelten. Zudem werden Festbeträge in regelmäßigen Abständen vom GKV-Spitzenverband überprüft. Aktuell entfallen 80 Prozent aller Arzneimittelverordnungen und 35 Prozent des gesamten Arzneimittelausgabevolumens auf Arzneimittel mit Festbeträgen. Auf diese Weise wird der Wettbewerb im Sinne fairer Arzneimittelpreise gefördert, ohne dass die therapeutisch notwendige Arzneimittelauswahl für Versicherte eingeschränkt wird. Dass 95 Prozent aller Verordnungen über Festbetragsarzneimittel eingelöst werden, ohne dass eine Aufzahlung fällig wird, weist darauf hin, dass der Mechanismus funktioniert.[11]

Dies unterstützt auch das Bundessozialgericht (BSG), indem es das Verfahren des GKV-Spitzenverbandes zur Bestimmung von Festbeträgen im Mai 2018 als ein Kerninstrument zur Gewährleistung einer wirtschaftlichen Arzneimittelversorgung bestätigte. Das BSG wies insgesamt drei Verfahren ab, bei denen die Anpassung von Festbeträgen gefordert und die Einbeziehung eines Arzneimittels in die Festbetragsregelung angegriffen wurde. Das BSG betont, dass Festbeträge als preisregulierendes Anreizsystem den Wettbewerb fördern und so bestehende Wirtschaftlichkeitsreserven zugunsten der Krankenkassen ausschöpfen soll.[12]

---

[10] Vgl. Ärzteblatt (2019)
[11] Vgl. Ärzteblatt (2019)
[12] Vgl. GKV-90 Prozent

In vielen Fällen fasst der Gemeinsame Bundesausschuss bei der Bildung von Festbetragsgruppen unterschiedliche Darreichungsformen zusammen, ohne die aus der Perspektive der Patienten notwendige Differenzierung vorzunehmen. So kann z. B. ein Patient sein Medikament in Tablettenform einnehmen, während ein anderer Patient aufgrund von Schluckbeschwerden dieselbe Arznei als Saft benötigt. Allerdings ist die Herstellung von flüssigen oralen Darreichungsformen deutlich aufwändiger als die Herstellung fester oraler Arzneimittel. Da beide Darreichungsformen in derselben Festbetragsgruppe sind, wird ein gemeinsamer Festbetrag festgelegt, welcher sich allerdings an den niedrigeren Preis der Tabletten orientiert. Oft führt das dazu, dass aufwändiger zu produzierende Darreichungsformen nicht mehr wirtschaftlich produziert werden können und somit der Versorgung nicht mehr zur Verfügung stehen oder Arzneimittel aufzahlungspflichtig werden. Die Leidtragenden sind in jedem Fall die Patienten. Um notwendige Therapiemöglichkeiten zu erhalten, fordert der BAH höhere Differenzierungen bei der Bildung von Festbetragsgruppen.[13]

Alle zwei Jahre passt der GKV-Spitzenverband die Festbeträge für Festbetragsgruppen an, in denen ein starker Wettbewerb herrscht. In der Regel bedeutet die Anpassung eine Absenkung der Festbeträge, aber auch das Festlegen von Zuzahlungsfreistellungsgrenzen oder die Senkung des Schwellenwertes für die Zuzahlungsfreistellung bei Festbetragsgruppen, für die bereits eine Zuzahlungsfreistellung festgelegt wurde, können dazu gehören. Durch die regelmäßige Absenkung der Festbeträge entsteht ein Kellertreppeneffekt, der durch eine weitergehende Preissenkung in Form von Zuzahlungsfreistellungsgrenzen noch verstärkt wird. Das Fazit: Der Hersteller reduziert als Reaktion auf eine Absenkung der Festbeträge seine Preise und das oft bis unter die Wirtschaftlichkeitsgrenze oder der Patient muss zuzahlen, wenn der Hersteller seine Preise nicht senkt. Innerhalb der letzten zehn Jahre ist so die Zahl der zuzahlungsbefreiten Arzneimittelpackungen von 11.550 auf etwa 3.300 gesunken.[14]

---

[13] Vgl. BAH (2020)
[14] Vgl. BAH (2020)

Verschreibt ein Arzt ein Medikament, hat er die Wahl zwischen mehreren therapeutisch gleichwertigen Präparaten, die er dem Patienten auf Kosten der Krankenkasse verschreiben kann. Verordnet er dennoch ein Arzneimittel, dessen Preis über dem Festbetrag liegt, so muss der Patient die Differenz zusätzlich zur gesetzlichen Zuzahlung entrichten.[15] Der Arzt ist verpflichtet, den Patienten vorher darüber zu informieren, allerdings ist diese Informationspflicht nicht wenigen Vertragsärzten unbekannt oder wird im Praxisalltag oft vergessen. Hinzu kommt, dass für den Arzt nicht auf Anhieb oder nur schwer erkennbar ist, wenn auf einen Patienten die Mehrkostenübernahme zukommt. Die Folge kann Ärger mit den Patienten oder Apotheken bedeuten.[16]

Für Apotheker sind Festbeträge fester Bestandteil des Berufsalltags und führen oft zu Erklärungsbedarf gegenüber dem Kunden. Passt sich ein Hersteller der Absenkung eines Festbetrags nicht an, muss der Patient oft mit einer Aufzahlung die Differenz bezahlen. Apotheker sind vor allem bei neu aufkommenden Aufzahlungen oft in der Situation, Patienten diese erklären zu müssen. Dass es für mindestens 20 Prozent der Verordnungen und 20 Prozent der Arzneimittelpackungen einer Festbetragsgruppe keine Aufzahlung geben darf, dämmt die Erklärungsnot der Apotheker weitgehend ein. Aber auch für den Betriebsablauf sind geänderte Festbeträge ein wichtiges Thema. Kommt es zu einer Festbetragsanpassung, kann es in den Apotheken zu Warenlagerverluste kommen.[17]

Die Pharmaindustrie kann aus nachvollziehbaren Gründen das System der Festbetragsgruppen nicht befürworten, da sie an einem möglichst hohen Gewinn interessiert ist.[18] Dennoch sollen Hersteller ihre Preise an den Festbeträgen orientieren, damit ihre Arzneimittel weiterhin in der Apotheke abgegeben werden.[19] Laut dem G-BA hat das System der Festbeträge allerdings auch Vorteile. Es fördert

---

[15] Vgl. Bundesministerium für Gesundheit (2014)
[16] Vgl. Perspectiv ()
[17] Vgl. Deutsche Apotheker Zeitung (2019)
[18] Vgl. Pharmazeutische Zeitung (2018)
[19] Vgl. Ärzteblatt (2019)

den Preiswettbewerb, ohne dass die therapeutisch notwendige Arzneimittelauswahl und die Versorgungsqualität eingeschränkt werden.[20]

## Zuzahlungen von Versicherten

Zuzahlungen betreffen nahezu alle Leistungen der gesetzlichen Krankenversicherung, so auch die Arzneimittelversorgung. Sie sind eine Form der direkten finanziellen Selbstbeteiligung der Versicherten an den Kosten von Gesundheitsleistungen. Zuzahlungen fallen auf Medikamenten, die einem Festbetrag unterliegen, an. Die Höhe der Zuzahlung regelt das GKV-Modernisierungsgesetzt von 2004. Demnach beträgt die Höhe der Zuzahlung 10 Prozent vom Abgabepreis, jedoch darf die Höhe der Zuzahlung nicht den Arzneimittelpreis übersteigen und beträgt mindestens fünf Euro und maximal 10 Euro. Kinder und Jugendliche bis zum 18. Lebensjahr sind von der Zuzahlung grundsätzlich befreit. Die Summe aller jährlichen Zuzahlungen wird durch die individuelle Belastungsgrenze in Höhe von zwei Prozent des jährlichen Bruttoeinkommens begrenzt. Für chronisch Kranke liegt die Belastungsgrenze bei einem Prozent.[21]

Arzneimittel, deren Preis mindestens 30 Prozent niedriger als der entsprechende Festbetrag liegt, können vom GKV-Spitzenverband von den Zuzahlungen freigestellt werden. Ebenso kann die Zuzahlung für Arzneimittel um die Hälfte ermäßigt werden bzw. ganz aufgehoben werden, wenn für das jeweilige Arzneimittel eine Rabattvereinbarung mit dem Hersteller besteht und dadurch Einsparungen zu erwarten sind.[22]

Ziel der Zuzahlung ist es, das mit dem Konsum von Arzneimitteln verbundene Moral-Hazard-Phänomen zu begrenzen und den Patienten für die Kosten des Arzneimittelkonsums zu sensibilisieren. Das Moral-Hazard-Phänomen besagt, dass das Bestehen einer Versicherung die Verhaltensanreize für ein Individuum ändert und damit auch die Wahrscheinlichkeit, mit denen die Versicherungsgesellschaft rechnen

---

[20] Vgl. Gemeinsamer Bundesausschuss (2017)
[21] Vgl. Busse, R., Schreyögg, J., Gericke, C., (2020), S. 127
[22] Vgl. AOK-Bundesverband (2020)

muss. Die direkte Beteiligung des Patienten verringert zudem die Kosten der Krankenkassen.[23]

## Diskussion zum Vorgehen und zur Zielsetzung

Die Krankenkassen ersetzen regelmäßig alte Rabattverträge durch Neue und muten ihren Versicherten dadurch regelmäßig Präparatwechsel zu, da die Apotheker verpflichtet sind, das verordnete Arzneimittel gegen Rabattarzneimittel auszutauschen. Dennoch müssen Patienten weiterhin eine Zuzahlung auf das Medikament leisten. Der DAV empfiehlt eine häufigere Erlassung der Zuzahlung durch die Krankenkasse, um die Akzeptanz der ständigen Präparatwechsel und somit auch die Therapiesteuern der Patienten zu verbessern.

Trotz der milliardenschweren Einsparungen mit Rabattverträgen, sind seit dem 1. Januar 2020 nur 4.989 von 23.564 Rabattarzneimittel von der gesetzlichen Zuzahlung komplett oder zur Hälfte befreit, obwohl jede Krankenkasse das Recht hat, auf die gesetzliche Zuzahlung zur Hälfte oder vollständig zu verzichten, wenn ein entsprechender Rabattvertrag vorliegt. [24]

## Auswirkungen auf Patienten, Ärzte, Apotheker und die Pharmaindustrie

Wenn sich ein Rabattvertrag ändert, kann sich unter Umständen auch die Zuzahlung ändern. Patienten sind dann teilweise verwundert, wenn sie bei Dauermedikation für die gleiche Verordnung mal mehr und mal weniger bezahlen müssen. Hinzu kommt, dass die Zuzahlung in der Regel für jedes verordnete Medikament bezahlt werden muss. Sind beispielsweise 2 mal 50 Tabletten verordnet und gibt es eine Packung mit 100 Tabletten, muss die Apotheke trotzdem zwei 50er-Packungen abgeben. Der Patient muss dennoch für beide Packungen die Zuzahlung tragen.[25] Patienten müssen sich also über eine preisgünstigere Variante oder gar über die Möglichkeit zur Versorgung mit zuzahlungsfreien Arzneimitteln informieren, wenn sie Kosten sparen möchten.

---

[23] Vgl. Busse, R., Schreyögg, J., Gericke, C., (2020), S. 127

[24] Vgl. Pharmazeutische Zeitung (2020)

[25] https://www.pharmazeutische-zeitung.de/zuzahlung-und-festbetrag-120456/

Die Zuzahlung ist ein geeignetes Instrument für eine wirtschaftliche Inanspruchnahme von Leistungen und eine stärkere Eigenverantwortung der Versicherten, allerdings können sie zu Lasten chronisch Kranker gehen, wenn Zuzahlungen hoch sind und unerwünschte gesundheitliche und soziale Nebenwirkungen haben.[26]

Auf dem Arzneimittelmarkt existieren Medikamente mit vergleichbarer Wirkung und Qualität und unterschiedlichen Preisen. Hinzu kommt, dass manche Medikamente von der Zuzahlung befreit sind. Für Ärzte stellt dies einen Anreiz dar, vergleichsweise günstige Medikamente zu verschreiben, allerdings nur, wenn verschiedene geeignete Präparate zur Verfügung stehen. Er muss demnach die Kosten gegenüber dem Nutzen abwägen.[27]

Die Pharmazeuten sind in der Pflicht, den Patienten über die Möglichkeiten zur Versorgung mit zuzahlungsfreien Arzneimitteln aufzuklären. Aktuelle Informationen über zuzahlungsfreie Arzneimittel kann der Apotheker in seinem Warensystem einsehen.[28]

Das Pharmaunternehmen kann seinen Verkaufspreis für Arzneimittel frei bestimmen, demnach haben sie die Wahl, ob die ihre Preise an die bestehenden Zuzahlungsfreistellungsgrenzen anpassen. Ein Anreiz für eine Anpassung ist die Bevorzugung zuzahlungsfreier Arzneimittel von Versicherten.[29]

---

[26] Vgl. AOK-Bundesverband (2020)
[27] Bundesministerium für Gesundheit (2020)
[28] Bundesministerium für Gesundheit (2020)
[29] Bundesministerium für Gesundheit (2020)

Die gesetzlichen Krankenkassen können seit 2003 mit Arzneimittelherstellern Preisrabatte aushandeln. Mit diesen Rabattverträgen gewähren die Pharmahersteller den Krankenkassen für die Abgabe von Arzneimitteln bestimmte Rabatte und werden im Gegenzug zu exklusiven Lieferanten der Krankenkassen. Regulär haben diese Verträge eine Laufzeit von zwei Jahren.[30]

Apotheker sind verpflichtet, bevorzugt rabattbegünstigte Arzneimittel abzugeben. Das heißt, dass sie ein vom Arzt verordnetes Arzneimittel gegen ein Präparat eines Herstellers austauschen müssen, mit dem die Krankenkasse einen Rabattvertrag hat, es sei denn, der Arzt schließt den Austausch ausdrücklich aus. Beim Austausch ist zu berücksichtigen, dass es sich um den identischen Wirkstoff, die identische Wirkstärke, das gleiche Anwendungsgebiet, die gleiche oder austauschbare Darreichungsform und um die gleiche Packungsgröße handelt. So ist sichergestellt, dass die Dosierung und die Modalitäten der Einnahme des Arzneimittels gleich bleiben, selbst wenn die Krankenkasse einen neuen Vertrag schließt und die Patienten folglich ein anderes Rabattarzneimittel ausgehändigt bekommen.[31]

Mit Rabattverträgen soll die Qualität der Versorgung verbessert und gleichzeitig die Wirtschaftlichkeit erhöht werden, indem die Krankenkassen im Interesse der Versicherten kostenbewusst günstige Preise für Arzneimittel aushandeln.[32]

Diskussion zum Vorgehen und zur Zielsetzung

Sozialrechtliche Steuerelemente wie Rabattverträge, sorgen häufig für Lieferengpässe. Sie lösen bei Pharmaunternehmen einen Preisdruck nach unten aus, was häufig dazu geführt hat, dass Hersteller ihre Produktion ins Ausland verlegt haben. So konnten die Kosten der Produktion zwar gesenkt werden, allerdings wurde diese auch störanfälliger. Laut dem BAH ist ein weiteres Problem, dass Verträge häufig

---

[30] Vgl. Klimek, L., (2020), S. 44
[31] Vgl. Bundesgesundheitsministerium (2020)
[32] Vgl. Deutsches Apothekenportal (2020)

exklusiv mit Herstellern abgeschlossen werden. Andere Hersteller würden ihre Produktion möglicherweise einstellen, sodass diese im Notfall nicht einspringen können. Der BAH schlägt vor, die Exklusivität von Rabattverträgen zu beenden und ein „Drei-Partner-Modell" einzuführen, bei dem zwei weitere Partner bei einem potenziellen Ausfall zur Verfügung stehen. Außerdem könnte bei versorgungskritischen Wirkstoffen auf eine Ausschreibung für Rabattverträge verzichtet werden.[33] Die Linkspartei fordert sogar die Abschaffung der Rabattverträge und eine Schärfung des Festbetragssystems.[34]

Die Bundesregierung lehnt eine Abschaffung des Rabattsystems allerdings ab, da diese einen wichtigen Beitrag zur finanziellen Stabilität und Versorgungssicherheit in der gesetzlichen Krankenversicherung leisten. Sie schaffen sowohl für den Hersteller als auch für die Krankenversicherungen Planungssicherheit. Mit Rabattverträgen habe die GKV 2018 Einsparungen von rund 4,4 Milliarden Euro leisten können.[35]

*Auswirkungen auf Patienten, Ärzte, Apotheker und die Pharmaindustrie*

Rabattverträge können dazu führen, dass Patienten sich von ihrem gewohnten Präparat auf ein neues Medikament umstellen müssen, wenn neue Rabattverträge ausgehandelt werden.[36] Die Präparate unterschieden sich lediglich in Preis und Hersteller, der Wirkstoff bleibt der gleiche. Durch die Umstellung auf ein anderes Rabattarzneimittel kann sich auch die Zuzahlungshöhe ändern, wenn die Einsparungen an die Versicherten in Form von teilweisen oder vollständigen Zuzahlungsbefreiungen weitergegeben werden. Patienten können sich auch gegen ein rabattiertes Medikament entscheiden, bezahlen dann aber das Wunschmedikament zunächst aus eigener Tasche. Nachträglich kann er bei seiner Krankenkasse eine Erstattung anfordern, deren Höhe dann ausgerechnet wird.[37]

---

[33] Vgl. Pharmazeutische Zeitung (2020)
[34] Vgl. Deutsche Apothekerzeitung (2019)
[35] Vgl. Bundestag (2019)

[36] Vgl. Deutsche Apotheker-Zeitung (2018)

[37] Vgl. Bundesministerium für Gesundheit (2020)

Ärzte werden, wenn sie ein Rabattarzneimittel verordnen, von der Bonus-Malus-Regelung ausgenommen. Sie können aber über das setzten des Aut-idem-Kreuzes auf dem Rezept, ein anderes Medikament dem rabattierten Arzneimittel vorziehen, wenn auf gesundheitliche Besonderheiten ihrer Patienten geachtet werden muss. So wird sichergestellt, dass das verordnete Medikament tatsächlich abgegeben wird.[38] Da die Konditionen der wettbewerblichen Verträge geheim sind, sind für Ärzte die Inhalte der Rabattverträge und damit auch die Arzneimittelpreise nicht transparent. Es besteht das Risiko, dass für den einzelnen Arzt die Übersicht über die Preise verloren geht, während er gleichzeitig mit einer Vielzahl an Informationen über bestehende Rabattverträge konfrontiert wird. Ärzte können zwar Rabattverträgen beitreten, tun dies in der Regel aber nicht.[39] Ärzte sind dazu verpflichtet, Patienten vollständig über jedes neue Medikament und dessen Nebenwirkungen aufzuklären und haften, wenn ein Patient ein Medikament nicht verträgt und nicht aufgeklärt wurde. Zudem müssen Patienten in die Umstellung einwilligen, dies gilt auch für Rabattverträge. Wenn der Arzt es zulässt, dass der Apotheker ein Rabattarzneimittel abgibt, entbindet ihn das nicht von der Aufklärungspflicht. Die Anwendung von Aut idem in Rabattverträgen stellt daher für Ärzte ein erhebliches Risiko dar.[40]

Die Apotheken sind grundsätzlich verpflichtet, das verordnete Medikament gegen das Rabattarzneimittel der Krankenkasse des Versicherten auszutauschen. Selbst wenn sie also bei Lieferengpässen Ersatzpräparate beschaffen könnten, dürfen sie dies aus vertraglichen oder finanziellen Gründen nicht tun, was oft zu Frust führt. Zudem führen Lieferengpässe bei Rabattarzneimitteln in den Apotheken zu einem erheblichen Zusatzaufwand. Die Problematik muss dem Kunden geschildert werden und es muss ein alternatives, verfügbares Präparat, in richtiger Packungsgröße und Arzneiform ausgesucht werden, was zusätzlich dokumentiert werden muss.[41]

Der Wettbewerb der pharmazeutischen Unternehmen am Markt der gesetzlichen Krankenversicherungen hat sich mit Einführung der Rabattverträge wesentlich

---

[38] Vgl. Deutsches Ärzteblatt (2007)
[39] Vgl. Kassenärztliche Bundesvereinigung (2020)
[40] Vgl. Pharmazeutische Zeitung (2007)
[41] Vgl. Pharmazeutische Zeitung (2020)

verstärkt. Hinzu kommt, dass mittelständische Unternehmen im Rahmen des Vertragswettbewerbs eine Chance haben, ihre Marktanteile zu erhöhen.[42]

Nutzenbewertung bei neuen Arzneimitteln seit 2011

Seit Januar 2011 muss der G-BA, aufgrund des Gesetzes zur Neuordnung des Arzneimittelmarktes, für alle neu zugelassenen Arzneimittel mit neuen Wirkstoffen sofort nach Markteintritt eine Nutzenbewertung durchführen. Innerhalb von drei Monaten nach Markteintritt des neuen Arzneimittels bewertet der G-BA, ob ein Zusatznutzen im Vergleich zu einer zuvor bestimmten zweckmäßigen Vergleichstherapie vorliegt. Dazu legen die Hersteller dem G-BA ein Dossier auf Grundlage der Zulassungsunterlagen sowie aller Studien zu den Arzneimitteln vor, die einen Zusatznutzen belegen müssen.[43] Das Dossier muss mindestens folgende Angaben enthalten:

- Zugelassene Anwendungsgebiete
- Medizinischer Nutzen
- Medizinischer Zusatznutzen im Verhältnis zur zweckmäßigen Vergleichstherapie
- Anzahl der Patienten und Patientengruppen, für die ein therapeutisch bedeutsamer Zusatznutzen besteht
- Kosten der Therapie für die gesetzliche Krankenversicherung
- Anforderungen an eine qualitätsgesicherte Anwendung

Anschließend haben Hersteller, Verbände und Fachkreise weitere drei Monate Zeit für eine Stellungnahme zu dem Ergebnis der Nutzenbewertung. Das Ergebnis der Nutzenbewertung ist die Entscheidungsgrundlage dafür, wie viel die gesetzliche Krankenversicherung für ein neues Arzneimittel mit neuem Wirkstoff zahlt, allerdings gilt in den ersten zwölf Monate nach Markteintritt eines Arzneimittels der vom Hersteller festgelegte Preis.[44] Stellt der G-BA keinen Zusatznutzen fest, wird es künftig, soweit es festbetragsfähig ist, direkt in das Festbetragssystem überführt. Ist eine Zuordnung

---

[42] Vgl. Schwabe, U., Paffrath, D., Ludwig, W.-D-, Klauber, J. (2018) S. 201
[43] Vgl. Gemeinsamer Bundesausschuss (2020)
[44] Vgl. Korzilius, H. (2020)

in eine Festbetragsgruppe nicht möglich, vereinbaren der Spitzenverband Bund der Krankenkassen und das pharmazeutische Unternehmen einen Erstattungsbetrag.[45] Der G-BA kann das Institut für Qualität und Wirtschaftlichkeit im Gesundheitswesen (IQWiG) oder Dritte mit der Nutzenbewertung beauftragen.

Ziel der Nutzenbewertung ist es, den Stellenwert eines Arzneimittels in der Versorgung mit Blick auf den Nutzen zu bewerten. Relevant dabei ist das Wissen, ob Patienten von einem Arzneimittel langfristig mehr oder weniger als von einer anderen Therapie, egal ob medikamentös oder nicht medikamentös, profitieren.[46] Zudem soll der Preis eines Arzneimittels auf Basis einer Bewertung reguliert werden, um eine qualitativ hochwertige, innovative und bezahlbare Arzneimittelversorgung zu gewährleisten und um verlässliche Rahmenbedingungen für Arzneimittelinnovationen zu schaffen.[47]

Diskussion zum Vorgehen und zur Zielsetzung

Über die Hälfte aller Arzneimittel, die seit 2011 in Deutschland auf den Markt kamen, haben in der frühen Nutzenbewertung keinen belegten Zusatznutzen zugeschrieben bekommen, allerdings liegt dies nur zu einem kleinen Teil daran, dass vergleichende Studien keine eindeutigen Vor- oder Nachteile gegenüber der Standardtherapie aufzeigen konnten. Vielmehr liegt es daran, dass es keine Studien gibt, in denen der neue Wirkstoff mit der zweckmäßigen Vergleichstherapie verglichen wird. Oder aber es gibt Studien, nur passt hier die Vergleichstherapie nicht, da sie zum Beispiel für die untersuchten Patienten gar nicht zugelassen ist. Hier fehlen Informationen, die die Entscheidung von Patienten und Ärzten für eine der vorhandenen Therapiealternativen unterstützen könnten. Ein Grund für diese Informationsdefizite können beschleunigte Zulassungsverfahren sein, die immer weniger Zeit lassen, aussagekräftige Daten für die Anwendung der Arzneimittel zu sammeln. Sogenannte Post-marketing-Studien beheben dieses Defizit nicht, da sie kaum durchgeführt und veröffentlicht werden oder nur selten eine Überlegenheit bestätigen.[48]

---

[45] Vgl. Thielscher, C., (2015), S. 401

[46] Vgl. Kaiser, T., Vervölgyi, V., Wieseler, B. (2015), S. 232

[47] Vgl. Cassel, D., Ulrich, V. (2017), S. 34

[48] Vgl. Institut für Qualität und Wirtschaftlichkeit im Gesundheitswesen (2019)

Der G-BA sieht bei der sehr frühen Bewertung des Nutzens Probleme, da hier zusätzlich zur Entscheidung über einen Zusatznutzen, dieser auch noch kategorisiert werden muss, was besonders in der Onkologie schwierig ist. Laut dem Arbeitskreis „Versorgungsqualität in der Onkologie" ist eine frühe Nutzenbewertung, wie sie das AMNOG vorsieht, zwar gut, aber sie sollte nicht für abschließende Preisverhandlungen genutzt werden, sondern für die Aufdeckung von Wissenslücken. Das Verfahren der frühen Nutzenbewertung erlaubt es dem G-BA allerdings, Anreize für die Pharmaindustrie zu setzen. Erkennt der Bundesausschuss einen Zusatznutzen nicht an, kann der Hersteller versuchen, diesen bei einer erneuten Prüfung mit weiteren Studien zu belegen. Ebenso ist die Anerkennung eines Zusatznutzen unter Vorbehalt, der innerhalb einer festgelegten Frist nachgewiesen werden muss, möglich.[49]

Aus Sicht der Krankenkassen ist die Nutzenbewertung längst nicht mehr zeitgemäß, da in den letzten Jahren biotechnologisch hergestellte Arzneimittel auf den Markt drängen. Diese Therapien sind zwar hocheffizient, dafür aber auch sehr kostspielig. Im ersten Jahr, in dem das Arzneimittel auf dem Markt neu erschienen ist, dürfen die Hersteller den Preis frei bilden, aus Sicht der Krankenkassen sind diese Preise zu Beginn aber oft überteuert.[50] Die GKV-Nettokosten für patentgeschützte Arzneimittel erreichten 2019 21 Milliarden Euro, was einem Ausgabenanteil am Gesamtmarkt von 47,8 Prozent entspricht. 2010 belief sich der durchschnittliche Packungspreis für Neueinführungen auf unter 2000 Euro, im vergangenen Jahr lag dieser bei fast 14.000 Euro. Um solchen Kostensteigerungen zu begegnen, fordert die AOK eine Reform des Preisbildungsprozesses. Direkt bei Markteinführung eines neuen Präparats soll ein vorläufiger Preis gelten, welcher mittels eines nicht näher definierten Algorithmus errechnet wird und sich an den Kosten zweckmäßiger Vergleichstherapien orientieren soll. Zudem soll die Nutzenbewertung beschleunigt werden und bereits nach der Zulassung, also noch vor der Markteinführung, beginnen und das Preisbildungsverfahren soll auf drei Monate verkürzt werden.[51]

---

[49] Vgl. Meißner, M., (2011), S. 194

[50] Vgl. Pharmazeutische Zeitung (2020)

[51] Vgl. Pharmazeutische Zeitung (2020)

Nach der Zulassung des innovativen Medikaments steht dieses sofort für die Patientenversorgung zur Verfügung, allerdings hat das Verfahren der Zusatznutzenbewertung und Preisregulierung noch keine Verordnungssicherheit geschaffen, was Patienten direkt beim Arztbesuch spüren können. Krankenkassen warnen Ärzte immer wieder vor der Verordnung von Arzneimitteln ohne belegten Zusatznutzen, obwohl sie in der G-BA-Bewertung gegenüber der zweckmäßigen Vergleichstherapie nicht unterlegen waren oder gar als alternativlose Behandlung in medizinischen Leitlinien empfohlen werden.[52] Auf der anderen Seite entwickeln sich therapeutische Ansätze immer weiter. Für viele Krankheiten, die noch vor wenigen Jahren nur schlecht oder gar nicht behandelt werden konnten, gibt es heute bessere Therapien. Beispiele hierfür sind die Behandlung von Hepatitis C oder HIV. Auch die Therapiemöglichkeiten vieler Krebsarten entwickeln sich weiter.[53] Wichtig für die Patienten ist, dass neue Arzneimittel auch durch das AMNOG nicht von der Versorgung ausgeschlossen werden. Innovationen werden durch die frühe Nutzenbewertung und die Rabattverhandlungen nicht verhindert, sondern mittelfristig eher gefördert, denn die Pharmahersteller haben durch die frühe Nutzenbewertung einen starken Anreiz, in tatsächliche Innovationen zu investieren. Zudem kann schnell zwischen einer echten patientenrelevanten Innovation und Wirkstoffen ohne einen Zusatznutzen differenziert werden.[54] Allerdings sehen einige Krankenkassen die Bewertung zum Zusatznutzen eines Wirkstoffes als Grundlage, die Wirtschaftlichkeit einer Verordnung zu hinterfragen. In einigen Fällen gab es bereits Prüfanträge, wenn das Arzneimittel für Patienten aus einer Subgruppe verordnet wurde, für die der Zusatznutzen nicht belegt wurde. Die Auslegung der Krankenkassen kann somit Auswirkungen auf die Versorgung der Patienten haben.[55]

Für Vertragsärzte ist die Nutzenbewertung von besonderer Bedeutung. Bereits zu einem frühen Zeitpunkt wird der Stellenwert eines neuen Medikaments im Vergleich

---

[52] Vgl. vfa – Die forschenden Pharma-Unternehmen (2018)
[53] Vgl. vfa – Die forschenden Pharma-Unternehmen (2018)
[54] Vgl. GKV-Spitzenverband (2012), S.3
[55] Vgl. Bickel, B., (2016), S. 47

zum Therapiestandard transparent. Außerdem wird der Arzt darüber in Kenntnis gesetzt, welche Patientengruppe von der neuen Therapie besonders profitiert und welche Anforderungen an eine qualitätsgesicherte Anwendung zu beachten sind.[56] Des Weiteren geht der G-BA-Beschluss in die Arzneimittel-Richtlinie ein und beeinflusst damit die Therapieentscheidung der Ärzte.[57]

Die Nutzenbewertung wirkt sich laut dem GKV-Spitzenverband keineswegs auf die Apotheker aus. Die bestehenden Arzneimittelrabattverträge einzelner Krankenkassen, für die der Apotheker ggf. Präparate ausgetauscht hat, haben keinen Bezug zu den AMNOG-Rabatt-Verhandlungen zwischen dem GKV-Spitzenverband und pharmazeutischen Unternehmen.[58]

Pharmazeutischen Unternehmen bleiben die freie Preisbildung und der freie Marktzugang erhalten, so der GKV-Spitzenverband. Auch werden die Hersteller mittelfristig von den neuen Regelungen profitieren. Hersteller können für echte Innovationen auch künftig einen angemessenen Erstattungspreis erwarten. Außerdem laufen Hersteller kaum noch Gefahr, dass ihre Produkte aus der Erstattungsfähigkeit durch die GKV ausgeschlossen werden, da der Gesetzgeber ein Ausschlussverfahren aufgrund von Unwirtschaftlichkeit fast vollständig eingeschränkt hat. [59] Allerdings verzichten Hersteller zunehmend darauf neue Medikamente auf den deutschen Markt zu bringen. Ein Grund für die Zurückhaltung ist, dass die in Deutschland verhandelten Erstattungsbeträge in die Preisbildung in anderen Ländern einfließen. Hersteller wollen so das Risiko eines niedrigen Erstattungsbetrags vermeiden. Neben der Marktmeidung kommt es außerdem im Verfahren der frühen Nutzenbewertung zu Verfahrensabbrüchen und Marktrücknahmen, sodass weniger Medikamente tatsächlich in der Versorgung ankommen, als bewertet wurden.[60]

---

[56] Vgl. Bickel, B., (2016), S. 45

[57] Vgl. GKV-Spitzenverband (2012), S.10

[58] Vgl. GKV-Spitzenverband (2012), S.10

[59] Vgl. GKV-Spitzenverband (2012), S.8

[60] Vgl. Fricke, A., (2015)

Der Auswertung zufolge steigen die durch Erstattungsbeträge generierten Einsparungen pro Jahr im zweistelligen Prozentbereich. 2013 lag die Summe noch bei 144 Millionen Euro, im Jahr 2018 waren es bereits rund 2,3 Milliarden Euro. Der Trend setzt sich offenbar fort, denn im ersten Halbjahr 2019 sparten die Kassen knapp 1,5 Milliarden Euro und damit schon fast so viel wie im Gesamtjahr 2017 (1,57 Milliarden Euro).[61]

Die Maßnahmen zur Kostendämpfung der Arzneimittelversorgung zeigen deutlich, dass sie kosteneinsparende Wirkungen mit sich bringen, dennoch stiegen die Arzneimittelpreise über die letzten Jahre immer weiter an. Dies liegt unter anderem an den fortschreitenden Forschungs- und Entwicklungsstand, durch den jedes Jahr eine Vielzahl neuer Arzneimittel, einhergehend mit hohen Kosten, auf den Markt drängen. Besonders onkologische Präparate verursachen enorme Kosten, aber auch Biopharmazeutika oder Arzneimittel gegen Hepatitis C weisen einen starken Anstieg der Arzneimittelausgaben auf. Zwar verbessern solch neue Innovationen die Versorgung der Patienten, allerdings haben diese auch weiterhin Auswirkungen auf die Kosten im Arzneimittelsektor.

Mit der Einführung des AMNOG wurden in den letzten Jahren weitreichende Effekte erzielt, allerdings konnte auch dieses nicht verhindern, dass die Kosten im Arzneimittelsektor weiter steigen. Trotz der frühen Nutzbewertung gibt es immer noch eine Reihe von Arzneimitteln ohne Zusatznutzen, die den Markt überschwemmen und Kosten verursachen. Ein Grund hierfür ist die zwölfmonatige Vorlaufzeit, in denen Pharmaunternehmen die Möglichkeit haben, den Preis frei festzulegen. Der ausgehandelte Erstattungsbetrag greift erst nach Ablauf der zwölf Monate, weshalb Unternehmen vor diesem Stichtag exorbitante Preise für ihre Präparate verlangen, um ihre Ausgaben für Entwicklung und Forschung schnellstmöglich wieder erwirtschaften zu können. Ein weiterer Grund ist eine fehlende Spätbewertungen von Arzneimitteln durch das AMNOG. Zu Beginn einer Markteinführung lassen sich therapeutische Parameter von Arzneimitteln nur begrenzt bestimmen, was zum Beispiel an fehlenden

---

[61] Vgl. Pharmazeutische Zeitung (2019)

Erfahrungen oder mangelhaften klinischen Studien liegen kann. Dies begünstigt im späteren Verlauf das Auftreten von Nebenwirkungen, welche bei der Nutzenbewertung nicht erfasst werden konnten, und einer Behandlung mit anderen Medikamenten bedürfen.

Arzneimittel, die vor der Einführung des AMNOG auf den Markt kamen, bleiben von dessen Regelungen unberührt. Diese Präparate werden keiner Nutzenbewertung unterzogen, wodurch einem großen Anteil des Gesamtmarktes eine aussagekräftige Nutzenbewertung fehlt. Die Folge ist, dass die Krankenkassen weiterhin für Medikamente mit zweifelhaftem Nutzen zahlen müssen. Auch nach Ablauf der Patente, welche bei vielen Medikamenten noch viele Jahre laufen, bleiben diese Arzneimittel als generische Alternative auf dem Markt erhalten. [62]

---

[62] Vgl. Angler, Y., (2017), S. 38 ff.

*30 Jahre Festbeträge - Freude und Kritik.* (19. 06. 2019). Abgerufen am 13. 10 2020
von deutsche Apotheker Zeitung: https://www.deutsche-apotheker-
zeitung.de/news/artikel/2019/06/19/30-jahre-festbetraege-freude-und-
kritik/chapter:3

Angler, Y. (2017). *Maßnahmen zur Kostendämpfung in der Arzneimittelversorgung.*
Mannheim: Hochschule Mittweide - Univeristy of Applied Sciences.

*AOK fordert Reform der Preisbildung.* (18. 11. 2020). Abgerufen am 22. 11. 2020 von
Pharmazeutische Zeitung: https://www.pharmazeutische-zeitung.de/aok-
fordert-reform-der-preisbildung-121932/

*Arzneimittel: Mehr Aufzahlungen für Patienten.* (28. 03. 2018). Abgerufen am 13. 10.
2020 von Bundesverband der Arzneimittel-Hersteller: https://www.bah-
bonn.de/de/presse/pressemitteilungen/artikel/arzneimittel-mehr-aufzahlungen-
fuer-patienten/

*Arzneimittelausgaben schnell erklärt.* (08. 11. 2018). Abgerufen am 24. 11. 2020 von
vfa - Die forschenden Pharma-Unternehmen: https://www.vfa.de/de/wirtschaft-
politik/abcgesundheitspolitik/arzneimittelausgaben-schnell-erklaert.html

*Arzneimittel-Festbeträge.* (kein Datum). Abgerufen am 03. 10. 2020 von
Bundesinstitut für Arzneimittel und Medizinprodukte:
https://www.dimdi.de/dynamic/de/arzneimittel/festbetraege-und-
zuzahlungen/arzneimittel-festbetraege/

*Ärzte sorgen sich um Haftung.* (13. 08. 2007). Abgerufen am 13. 11. 2020 von
Pharmazeutische Zeitung: https://www.pharmazeutische-zeitung.de/ausgabe-
332007/aerzte-sorgen-sich-um-haftung/

*Ärztliche Info-Pflicht bei Mehrkosten.* (10. 2015). Abgerufen am 07. 11. 2020 von
Perspectiv: https://perspectiv.de/medikation/aerztliche-info-pflicht-bei-
mehrkosten/?doing_wp_cron=1604748964.7998659610748291015625

Bickel, B. (01. 01. 2016). Frühe Nutzenbewertung nach AMNOG und Auswirkungen
auf die Vertragsärzte. *Arzneiverordnungen in der Praxis, 43.*

Bundesausschuss, G. (2017). Festbeträge sichern Wettbewerb und ermögli-chen
Therapievielfalt – keine Einbußen bei Versorgungsqualität. In G.
Bundesausschuss (Hrsg.). *31/2017,* S. 1. Berlin: Gemeinsamer
Bundesausschuss.

Busse, R., Schreyögg, J., & Gericke, C. (2006). *Management im gesundheitswesen.* Heidelberg: Springer.

Cassel, D., & Ulrich, V. (2017). *AMNOG-Check 2017 - Gesundheitsökonomische Analysen der Versorgung mit Arzneimittel-Innovationen.* Baden-Baden: Nomos Verlagsgesellschaft.

*Das AMNOG wirkt.* (17. 09. 2019). Abgerufen am 28. 11. 2020 von Pharmazeutische Zeitung: https://www.pharmazeutische-zeitung.de/das-amnog-wirkt/

*Daten zum Gesundheitswesen: Arzneimittel.* (09. 11. 2020). Abgerufen am 18. 11. 2020 von Verband der Ersatzkassen: https://www.vdek.com/presse/daten/d_ausgaben_arzneimittel.html

(2010). *Die Spreu vom Weizen trennen - Ds Arzneimittelmarktneuordnungsgesetzt (AMNOG).* Berlin: Bundesministerium für Gesundheit.

*Festbeträge.* (kein Datum). Abgerufen am 04. 10. 2020 von Kassenärztliche Bundesvereinigung: https://www.kbv.de/html/2946.php

*Festbeträge.* (kein Datum). Abgerufen am 28. 10. 2020 von Bundesverband der Arzneimittel-Hersteller: https://www.bah-bonn.de/de/unsere-themen/festbetraege/

*Festbeträge bringen gesetzlicher Krankenversicherung Milliardeneinsparung.* (19. 06. 2019). Abgerufen am 05. 10. 2020 von Ärzteblatt: https://www.aerzteblatt.de/nachrichten/104013/Festbetraege-bringen-gesetzlicher-Kran%C2%ADken%C2%ADver%C2%ADsiche%C2%ADrung-Milliardeneinsparung

*Festbeträge erneut höchstrichterlich bestätigt.* (04. 12. 2018). Abgerufen am 11. 10. 2020 von GKV-90 Prozent: https://www.gkv-90prozent.de/ausgabe/11/meldungen/11_festbetraege/11_festbetraege.html

*Festbeträge für Arzneimittel.* (02. 06. 2014). Abgerufen am 04. 10. 2020 von Bundesministerium für Gesundheit: https://www.bundesgesundheitsministerium.de/service/begriffe-von-a-z/f/festbetraege-fuer-arzneimittel.html

*Festbeträge: Den Schaden hat der Patient.* (kein Datum). Abgerufen am 13. 10. 2020 von BAH-Bonn: https://www.bah-bonn.de/bah/?type=565&file=redakteur_filesystem%2Fpublic%2FFestbetraege_BAH_RZ_Ansicht.pdf

*Fragen und Antworten - Thema: AMNOG.* (2012). GKV-Spitzenverband.

Fricke, A. (11. 11. 2015). *Diese vernichtende Bilanz zieht die Industrie*. Abgerufen am 25. 11. 2020 von Ärztezeitung: https://www.aerztezeitung.de/Politik/Diese-vernichtende-Bilanz-zieht-die-Industrie-250602.html

*Frühe Nutzenbewertung*. (kein Datum). Abgerufen am 22. 11. 2020 von Kassenärztliche Bundesvereinigung: https://www.kbv.de/html/fruehe-nutzenbewertung.php

*Frühe Nutzenbewertung zeigt Schwächen in der Entwicklung neuer Arzneimittel auf.* (11. 07. 2019). Abgerufen am 23. 11. 2020 von Institut für Qualität und Wirtschaftlichkeit im Gesundheitswesen: https://www.iqwig.de/de/presse/pressemitteilungen/2019/fruehe-nutzenbewertung-zeigt-schwaechen-in-der-entwicklung-neuer-arzneimittel-auf.12351.html

*Gesundhetsdaten*. (kein Datum). Abgerufen am 18. 11. 2020 von Kassenärztliche Bundesvereinigung: https://gesundheitsdaten.kbv.de/cms/html/16792.php

Gieseke, S. (27. 08. 2007). Übermäßiger Aufwand für Ärzte und Apotheker. *Deutsches Ärzteblatt, 34-35.*

*Große Einsparungen durch Rabattverträge.* (08. 05. 2019). Abgerufen am 09. 11 2020 von Bundestag: https://www.bundestag.de/services/suche?suchbegriff=Rabattvertrag

Kaiser, T., Vervolgyi, V., & Wieseler, B. (8. 1. 2015). Nutzenbewertung von Arzneimittleln. *Bundesgesundheitsblatt - Gesundheitsforschung - Gesundheitsschutz.*

Klimek, L. (2020). Rabattverträge für AIT-Präparate - Ärgernis oder Chancen. *Ärzteverband Deutscher Allergologen(29).*

Korzilius, H. (01. 04. 2020). *Nutzenbewertung von Arzneimitteln: Eine Frage der Datenbasis*. Abgerufen am 26. 10. 2020 von Ärzteblatt: https://www.aerzteblatt.de/archiv/212096/Nutzenbewertung-von-Arzneimitteln-Eine-Frage-der-Datenbasis

*Lieferengpässe - Last und Lösungsansätze.* (03. 11. 2020). Abgerufen am 09. 11. 2020 von Pharmazeitische Zeitung: https://www.pharmazeutische-zeitung.de/lieferengpaesse-last-und-loesungsansaetze-121584/

*Mangelnde Differenzierung bei Arzneimittel-Festbeträgen geht vor allem zu Lasten von Kindern und Älteren.* (24. 04. 2018). Abgerufen am 28. 10. 2020 von Bundesverband der Arzneimittel-Hersteller: https://www.bah-bonn.de/de/presse/pressemitteilungen/artikel/mangelnde-differenzierung-bei-arzneimittel-festbetraegen-geht-vor-allem-zu-lasten-von-kindern-und-aelt/

Meißner, M. (04. 02. 2011). Nutzen soll den Preis bestimmen. *Deutsches Ärzteblatt*(108).

*Nur wenige Rabattarzneimittel von Zuzahlung befreit.* (07. 01. 2020). Abgerufen am 08. 11 2020 von Pharmazeutische Zeitung: https://www.pharmazeutische-zeitung.de/nur-wenige-rabattarzneimittel-von-zuzahlung-befreit/

*Nutzenbewertung von Arzneimitteln gemäß § 35a SGB V.* (kein Datum). Abgerufen am 16. 11. 2020 von Gemeinsamer Bundesausschuss: https://www.g-ba.de/themen/arzneimittel/arzneimittel-richtlinie-anlagen/nutzenbewertung-35a/

*Patienten müssen in der Apotheke mehr zuzahlen.* (28. 03. 2018). Abgerufen am 10. 11. 2020 von Deutsche Apotheker-Zeitung: https://www.deutsche-apotheker-zeitung.de/news/artikel/2018/03/28/patienten-muessen-in-der-apotheke-mehr-zuzahlen

*Preismoratorium für Arzneimittel.* (03. 07. 2020). Abgerufen am 08. 11. 2020 von Bundesministerium für Gesundheit: https://www.bundesgesundheitsministerium.de/preismoratorium.html#c267

*Rabatte und Rabattverträge.* (kein Datum). Abgerufen am 13. 11. 2020 von Kassenärztliche Bundesvereinigung: https://www.kbv.de/html/2948.php

*Rabattvertrag.* (25. 10. 2020). Von Deutsches Apothekenporthal: https://www.deutschesapothekenportal.de/rezept-retax/dap-lexikon/rabattvertrag/ abgerufen

Schwabe, U., Paffrath, D., Ludwig, W.-D., & Klauber, J. (2018). *Arzneiverordnungs-Report 2018.* Berlin: Springer.

Thielscher, C. (2015). *Medizinökonomie 1 - Das System der medizinischen Versorgung* (2 Ausg.). Springer Gabler.

Tunder, R. (2020). *Market Access Management für Pharma- und Medizinprodukte: Instrumente, Verfahren und Erfolgsfaktoren.* Wiesbaden: Springer-Verlag.

*Wie Arzneimittel entstehen und wie man sie senken kann.* (23. 10. 2020). Abgerufen am 08. 11. 2020 von Bundesministerium für Gesundheit: https://www.bundesgesundheitsministerium.de/arzneimittelpreise.html

*Zusatznutzenbewertung schnell erklärt.* (17. 07. 2018). Abgerufen am 24. 11. 2020 von vfa - Die forschenden Pharma-Unternehmen:

https://www.vfa.de/de/wirtschaft-
politik/abcgesundheitspolitik/zusatznutzenbewertung-schnell-erklaert.html

*Zuzahlung und Erstattung von Arzneimitteln.* (24. 08. 2020). Abgerufen am 24. 10.
2020 von bundesgesundheitsministerium:
https://www.bundesgesundheitsministerium.de/zuzahlung-und-erstattung-
arzneimittel.html

*Zuzahlungen.* (kein Datum). Abgerufen am 24. 10. 2020 von AOK-Bundesverband:
https://aok-bv.de/lexikon/z/index_00046.html

*Zuzahlungen und Zuzahlungsbefreiungen für verschriebungspflichtige Arzneimittel.*
(22. 04. 2020). Abgerufen am 08. 11. 2020 von
Bundesgesundheitsministerium für Gesundheit:
https://www.bundesgesundheitsministerium.de/service/begriffe-von-a-
z/z/zuzahlungsbefreiungen.html

*Zuzahlungen: Hersteller kritisieren Festbeträge.* (24. 04. 2018). Abgerufen am 06. 11.
2020 von Pharmazeutische Zeitung: https://www.pharmazeutische-
zeitung.de/2018-04/zuzahungen-hersteller-kritisieren-festbetraege/

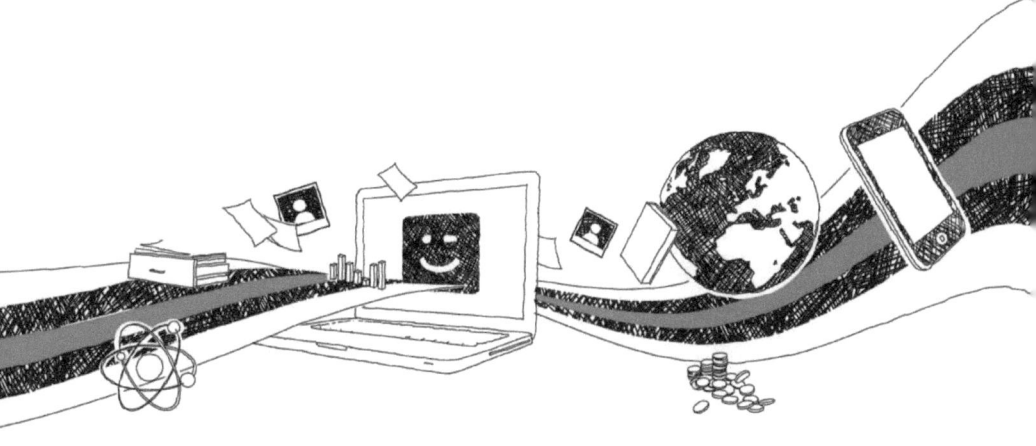
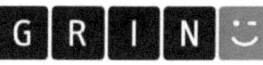